Sanjib Borah
Asish Saikia
Kuleswan Pame

Sistemas tradicionais de criação de suínos, iaques e mithun no nordeste da Índia

Sanjib Borah
Asish Saikia
Kuleswan Pame

Sistemas tradicionais de criação de suínos, iaques e mithun no nordeste da Índia

ScienciaScripts

Imprint

Any brand names and product names mentioned in this book are subject to trademark, brand or patent protection and are trademarks or registered trademarks of their respective holders. The use of brand names, product names, common names, trade names, product descriptions etc. even without a particular marking in this work is in no way to be construed to mean that such names may be regarded as unrestricted in respect of trademark and brand protection legislation and could thus be used by anyone.

Cover image: www.ingimage.com

This book is a translation from the original published under ISBN 978-620-7-84257-5.

Publisher:
Sciencia Scripts
is a trademark of
Dodo Books Indian Ocean Ltd. and OmniScriptum S.R.L publishing group

120 High Road, East Finchley, London, N2 9ED, United Kingdom
Str. Armeneasca 28/1, office 1, Chisinau MD-2012, Republic of Moldova, Europe
Printed at: see last page
ISBN: 978-620-8-25333-2

A vibrante e diversificada região do Nordeste da Índia, caracterizada pelas suas paisagens exuberantes e pelo seu rico património cultural, é desde há muito um berço de práticas agrícolas tradicionais. Esta região, que alberga uma série de comunidades indígenas, possui uma profunda ligação com a natureza e uma riqueza de conhecimentos agrícolas transmitidos através de gerações. Os sistemas tradicionais de criação de suínos, iaques e mithun *(Bos frontalis)* são particularmente significativos neste contexto, pois encarnam a relação simbiótica entre o homem, os animais e o ambiente.

Em "Traditional Farming System of Pig, Yak, and Mithun in Northeast India" (Sistema tradicional de criação de porcos, iaques e mithun no nordeste da Índia), aprofundamos as práticas agrícolas intrincadas e sustentáveis que moldaram os meios de subsistência das comunidades locais durante séculos. Estas práticas, muitas vezes enraizadas na sabedoria ancestral, oferecem conhecimentos inestimáveis sobre agricultura sustentável, criação de animais e gestão ambiental.

Os porcos, os iaques e os mithuns não têm apenas valor económico, mas também significado cultural e espiritual para as populações do nordeste da Índia. Os seus sistemas de criação são emblemáticos de uma abordagem holística da agricultura que integra o bem-estar dos animais, a participação da comunidade e o equilíbrio ecológico. Este livro pretende explorar estas práticas tradicionais em pormenor, destacando a sua relevância e potenciais contributos para a agricultura sustentável contemporânea.

Capítulo a capítulo, viajaremos pelas diversas paisagens do Nordeste da Índia, desde as regiões de elevada altitude onde os iaques são criados até às densas florestas que albergam o mithun. Examinaremos os métodos empregues na criação e tratamento destes animais, o papel que desempenham no tecido social e cultural das comunidades e os desafios que se colocam à preservação destas práticas tradicionais face à modernização e às alterações climáticas.

Ao lançar luz sobre estes sistemas agrícolas tradicionais, esperamos promover uma apreciação mais profunda do engenho e da resiliência dos povos indígenas do Nordeste da Índia. As suas práticas não só fornecem um modelo para a agricultura sustentável, como também oferecem lições de harmonia, adaptabilidade e respeito pela natureza que são cruciais para o nosso futuro coletivo.

Este livro é um tributo ao rico património agrícola do Nordeste da Índia e um convite para aprender com a sabedoria do seu povo. Esperamos que os leitores encontrem inspiração nestas práticas tradicionais e reconheçam o seu valor na procura de um mundo mais sustentável e equitativo.

Capítulo I

SISTEMA TRADICIONAL DE CRIAÇÃO DE IAQUES

Nome do autor: Asish Saikia

Endereço:[1] Lakhimpur College of Veterinary Science, Assam Agricultural University, North Lakhimpur-787 051, Assam, Índia.

Autor correspondente: asish.saikia@aau.ac.in

Atualmente, o iaque *(Poephagusgrunniens)* está distribuído principalmente em três estados indianos de criação de iaques, nomeadamente Arunachal Pradesh, Ladakh e Sikkim. A população atual do país é de 58 000 pessoas (de acordo com o censo de 2019). A criação de iaques é o principal meio de subsistência que reside nos altos alcances sob condições climáticas adversas desses estados com atmosfera deficiente em oxigênio. O iaque é um capital natural para o pastor de iaques devido ao rendimento obtido através do leite, da carne, da lã, das peles e do dinheiro. O iaque é também utilizado na sociedade para criar relações sociais, como a oferta de iaques como parte do preço da noiva durante o casamento, e também sujeito a outras formas de transecção, como a cobrança de impostos sobre o pasto, etc. Possuem vastos conhecimentos sobre a criação de gado, utilizando os escassos recursos do ecossistema alpino. O estilo de vida dos pastores está perfeitamente adaptado ao que a mãe natureza oferece e ao que o ambiente, a estação climática e a topografia do terreno ditam.

Gestão e padrão de pastoreio dos iaques:

As práticas de gestão dos iaques são, na sua maioria, a repetição das mesmas práticas antigas que são seguidas todos os anos em matéria de alimentação, criação, cuidados de saúde e gestão. O clima local e as caraterísticas do terreno determinam onde se situam as áreas de pastagem para as diferentes estações e durante quanto tempo cada uma delas é pastoreada durante o ano. Em geral, as pastagens da estação quente situam-se a altitudes mais elevadas, mais afastadas das casas permanentes dos pastores. No final de maio ou no início de junho, os iaques começam a alimentar-se de forragens de elevada qualidade e em grande quantidade, mantendo condições nutricionais muito boas. No entanto, no final de outubro ou no início de novembro, à medida que a produção e o valor nutritivo das forragens naturais diminuem, os pastores levam os iaques de volta para as pastagens de inverno-primavera. Nesta estação de inverno, o pasto fica mais próximo do local de residência da família do pastor, a uma altitude mais baixa. Durante esta estação, devido à baixa quantidade e qualidade das forragens naturais, os iaques perdem 25-30% do seu peso corporal, chegando mesmo a morrer em condições climatéricas adversas. Na forma nómada tradicional de pastorear o iaque, todos os iaques são mantidos juntos e deixados a pastar, independentemente da idade e do sexo. Outras práticas de maneio, como o parto, o desmame, a estratégia de abate, etc., variam consoante a experiência e os conhecimentos dos pastores.

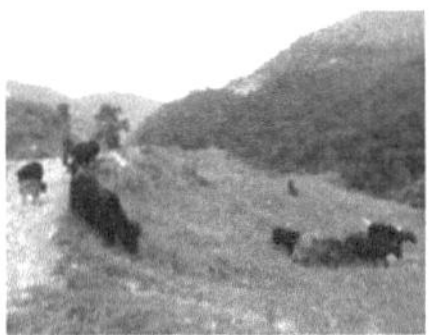

Todos os anos, durante a estação quente, seguem os mesmos trajectos migratórios. A distância entre os acampamentos não é geralmente superior a 20 km. O clima local e as caraterísticas do terreno determinam onde se situam as áreas de pastagem para as diferentes estações e durante quanto tempo cada uma delas é pastoreada ao longo do ano. A migração é feita de duas formas, consoante a distância a percorrer: Uma consiste em deslocar o gado e as pessoas com tendas e pertences, todos juntos numa só deslocação até chegarem ao novo local de acampamento. Isto acontece principalmente quando a distância entre os locais é longa. Neste tipo de deslocação, os animais não têm praticamente qualquer hipótese de pastar durante o percurso. A outra forma consiste em deslocar primeiro as pessoas e os pertences para estabelecer o novo local de acampamento e, depois, deslocar suavemente o iaque no decurso de um dia de pastagem, que alcançam à noite. Durante o inverno, as deslocações de um local para outro variam entre 2 a 5 vezes durante todo o período. No entanto, se os animais forem mantidos em compartimentos com alimentação suplementar ou se a manada for pequena, não há qualquer deslocação durante todo o inverno e o início da primavera.

Estilo de vida dos criadores de iaques nos terrenos montanhosos dos Himalaias:

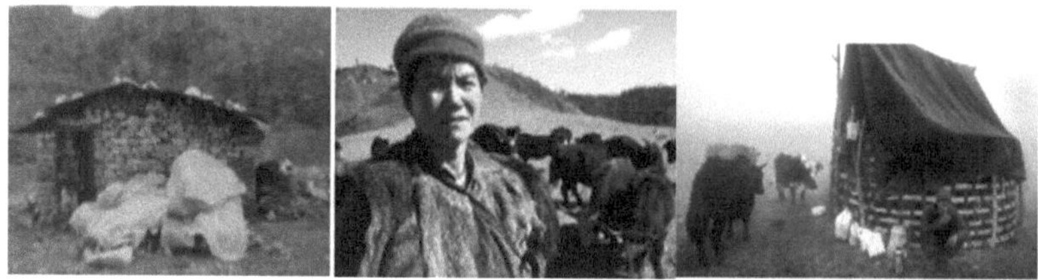

Desde tempos imemoriais, os pastores seguem um sistema de transumância anual de gestão dos iaques. A migração de uma altitude para outra com os iaques é uma caraterística distintiva desta comunidade de criadores e as suas vidas giram em torno do pastoreio de iaques e do comércio de produtos de iaque. As vantagens da migração são a utilização das pastagens alpinas disponíveis sazonalmente para o pastoreio dos iaques no verão, a fim de evitar o sobrepastoreio das pastagens em altitudes mais baixas no inverno, o transporte de sementes silvestres de um local para outro e a deslocação dos iaques para um clima relativamente mais confortável, protegendo-os assim contra doenças. Durante o verão, os pastores de iaques saem das suas casas permanentes para migrarem os seus iaques para altitudes mais elevadas, em busca de pastagens verdejantes, onde permanecem em cabanas temporárias durante cerca de cinco meses. Alguns membros da família também acompanham a migração, em especial as mulheres, que ficam com o marido em pontos de paragem temporários e se dedicam à criação de iaques e a actividades de transformação de produtos de iaque, como a ordenha, a alimentação, os cuidados de saúde a animais doentes e o fabrico tradicional de queijo húmido.A migração para as pastagens de verão (acima de 4500 m de altitude) começa em meados de maio e junho e o regresso às pastagens de inverno (acima de 3000 m de altitude) tem início no mês de outubro de cada ano. Os pastores podem realizar sozinhos todas as actividades relacionadas com a criação de iaques, incluindo a transformação do leite e, ocasionalmente, deslocam-se à sua aldeia para vender/comercializar produtos lácteos. Muitas vezes, os membros da família visitam-nos a intervalos regulares para recolher os produtos transformados produzidos. Quando migram, se o pasto não pertencer ao seu próprio clã, têm de pagar o imposto de pastagem doando o iaque ou produtos lácteos de iaque, como manteiga e queijo húmido.

Práticas rotineiras de criação de iaques no sistema tradicional

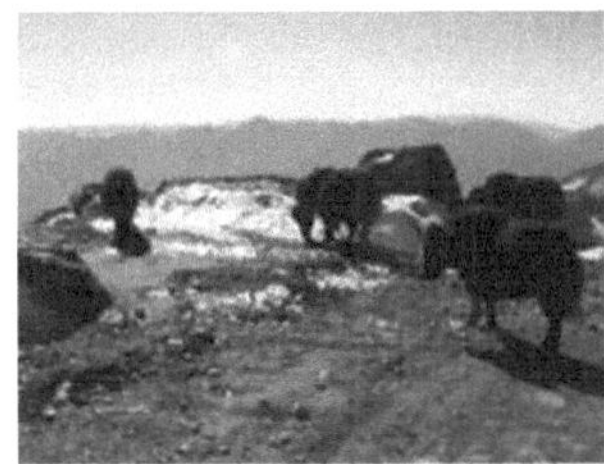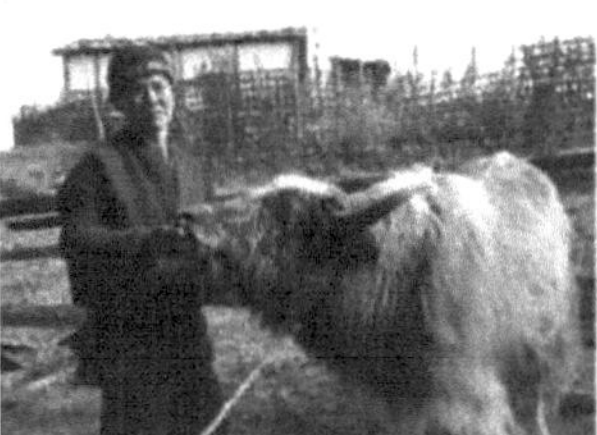

Durante a época de verão, no sistema tradicional de criação de iaques, os pastores cumprem os deveres típicos da rotina diária e sazonal. A sua rotina diária começa todos os dias de manhã cedo. Por volta das 4-4.30 da manhã, deixam o acampamento para se aproximarem do rebanho. A área do campo deve ser limpa para a ordenha. A ordenha só pode ser efectuada pelo proprietário, que oferece uma mistura de concentrados (atta e sal para lamber) aos animais, deixando depois os vitelos a mamar e deixando-os pastar com o iaque. Os pastores regressam depois ao acampamento para os diferentes trabalhos de transformação do leite.

Transformação de diferentes produtos:

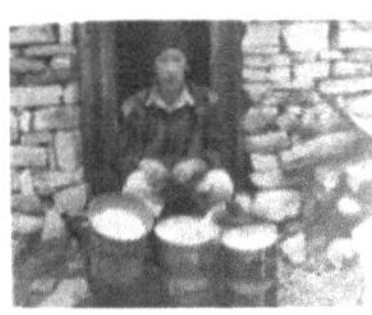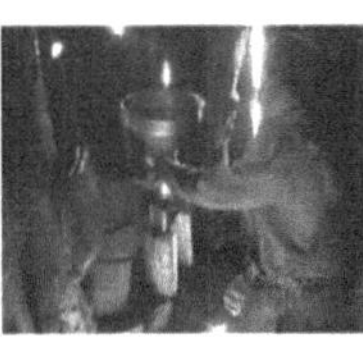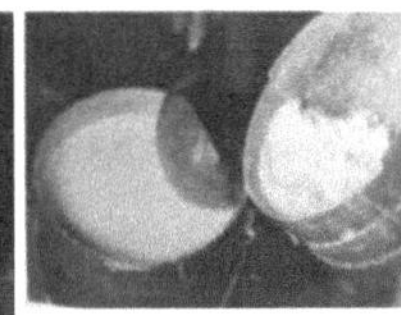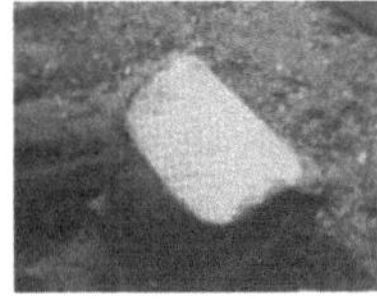

Geralmente, 2-3 dias de recolha de leite são suficientes para a transformação. A transformação do leite é efectuada de forma tradicional, utilizando batedeiras e utensílios de madeira e bambu fabricados localmente. Durante a transformação do leite, separa-se a manteiga da camada superior do leite batido. O leite que sobra é novamente fervido e o sólido do leite assim formado é o queijo húmido. O soro de leite deixado após o fabrico do queijo é dado aos animais. Quando é preparada uma quantidade suficiente de produtos lácteos transformados, os pastores embalam os produtos em sacos feitos de pele de animal, casca de árvore/folha e levam-nos para o mercado por si próprios ou por familiares ou outros membros da família que os visitam.

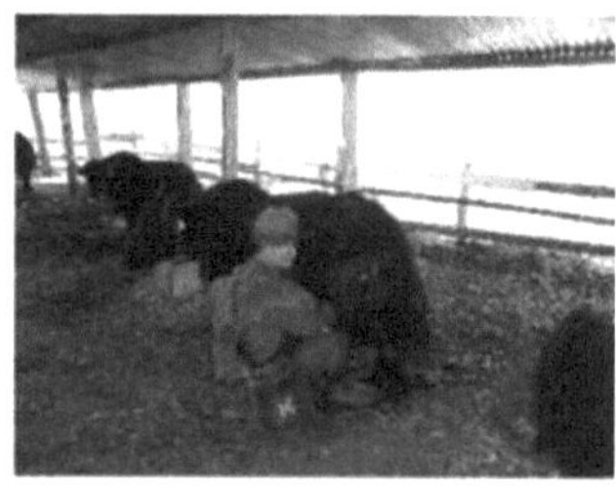

Os parentes/familiares visitam habitualmente o local do acampamento em intervalos regulares para reabastecer a ração dos pastores. Os produtos lácteos transformados são vendidos ou trocados por artigos de consumo como sal, arroz, etc. Armazenam os seus produtos transformados em sacos feitos de pele de vitela. Depois do almoço, os pastores dedicam-se a diferentes trabalhos pessoais, como a recolha de lenha, etc., e regressam ao local onde se encontra o rebanho para amarrar os vitelos jovens num recinto especialmente construído para eles. Desempenham também funções sazonais, como a tosquia, o controlo dos partos, a criação de animais e a castração. A conservação dos alimentos é uma necessidade dos habitantes das terras altas para consumo futuro, que é ativamente adoptada pela comunidade de criadores.

A carne de iaque é conservada por secagem ao sol ou por secagem ao fumo. A carne de iaque é geralmente o subproduto de iaques mortos por predadores e, ocasionalmente, pelo abate de novilhos castrados excedentários ou de fêmeas idosas. Os pêlos grosseiros do iaque são transformados em lã para tecer diferentes produtos de lã, como gorros, sacos, cordas, cobertores, casacos e chamar feitos de cauda de iaque branca. O manto sem mangas feito de pele de vitelo de iaque é um traje muito comum e confortável para os pastores de iaques.

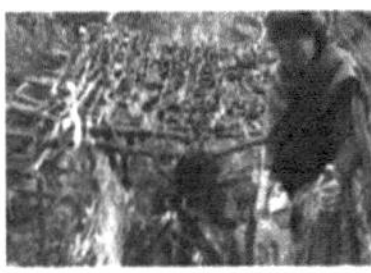 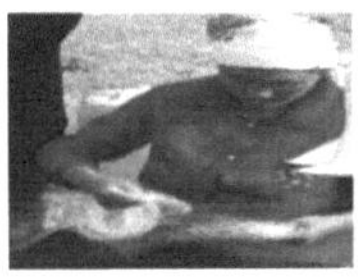 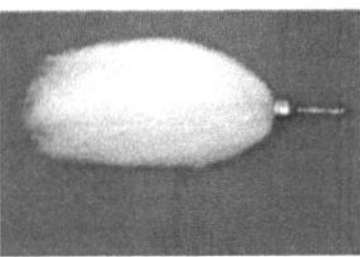 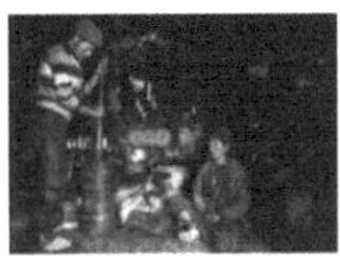

Durante os meses de inverno (outubro-abril), as actividades relacionadas com a criação de iaques dos criadores restringem-se ao mínimo, pois estes deixam os seus animais circular livremente e deixam-nos pastar sozinhos nas pastagens de inverno perto das suas aldeias, permanecendo durante este período nas casas permanentes com a sua família. Os pastores locais treinam o iaque para compreender as ordens, atirando-lhe pedras com uma funda feita com a sua fibra grosseira. É muito interessante o facto de os pastores chamarem os iaques soltos emitindo sons peculiares de pios. Os iaques, em resposta aos sons do seu dono, começam a juntar-se onde lhes é oferecida uma mistura de sal e farinha de trigo. Isto permite aos pastores seguir o rasto dos animais e estimula os laços com eles para controlar um grande rebanho.

Gestão dos cuidados de saúde dos iaques:

Adoptam práticas indígenas locais para tratar os seus problemas de saúde animal em consulta com os pastores idosos que possuem conhecimentos sobre o tratamento com plantas medicinais disponíveis localmente, como a Ruta *(Sausurreacostus),* Ser-singh *(Barbarissp),* Shug-pa *(Juniperussquamata)*, etc.

Grandes mudanças no sistema de criação de iaques nos últimos tempos:

Anteriormente, a criação de iaques era adoptada por povos que, devido ao seu habitat remoto, estavam protegidos da interferência humana moderna. Mas as mudanças no estilo de vida dos actuais criadores de iaques são muito maiores do que as dos seus antepassados. A próxima geração de pastores instruídos está a mostrar relutância em continuar a profissão ancestral dos seus antepassados de pastorear o iaque como meio de subsistência. As dificuldades extremas de viver em grandes altitudes, o baixo rendimento em dinheiro, a ausência de comodidades modernas, etc., são as principais razões associadas à mudança da sua preferência por meios de subsistência. A intervenção humana, através do corte e da queima de árvores em terrenos florestais para a instalação humana, que conduz ao esgotamento dos recursos das pastagens, também desencoraja a tendência tradicional de criação de iaques em terrenos montanhosos. Como desafio, um programa de desenvolvimento a longo prazo, com planeamento logístico e estratégico, pode trazer algumas mudanças na melhoria da criação de iaques e na elevação económica dos pastores de iaques.

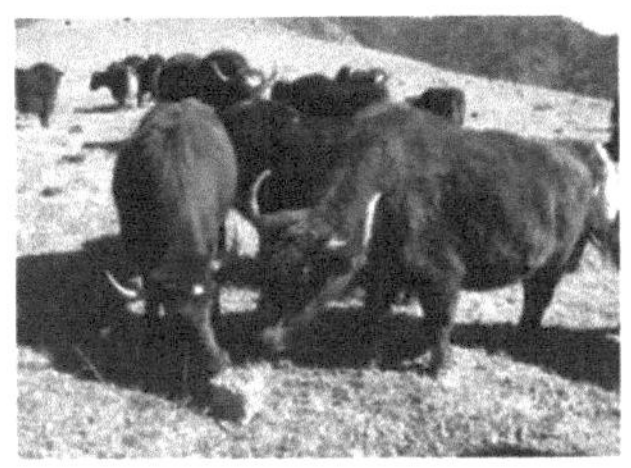

Capítulo II

MÉTODOS TRADICIONAIS DE CRIAÇÃO DE MITHUN *(BOS FRONTALIS)*

Kuleswan Pame e Sanjib Borah
Faculdade de Ciências Veterinárias de Lakhimpur, Universidade Agrícola de Assam, Joyhing, North Lakhimpur, Assam (Índia), Correspondência: kuleswan.pame@aau.ac.in

Resumo

O Mithun *(Bosfrontalis)* é considerado "gado da região montanhosa" do nordeste da Índia e das florestas tropicais do Butão, Bangladesh, Malásia, Laos, Tailândia, Vietname e algumas partes da China. O animal desempenha um papel importante na vida socioeconómica quotidiana da população tribal local que reside nas colinas. Tradicionalmente, todos os agricultores de mithun seguem um sistema de criação ao ar livre, um sistema de acasalamento natural aleatório e um sistema de alimentação sem recurso a factores de produção, exceto o fornecimento ocasional de sal como meio de manter um contacto estreito com o animal. A prática tradicional de treinar o mithun para se aproximar atempadamente da sua casa, emitindo sons, e de lhe oferecer um molho de feno ou erva juntamente com sal foi observada em alguns produtores de mithun. Nas condições tradicionais de criação em liberdade, os cuidados de saúde são mínimos ou inexistentes. Para efeitos de identificação, todos os criadores de mithun praticam o corte das orelhas, o entalhe, a marcação e a utilização de sinos à volta do pescoço do animal. O mithun reproduz-se durante todo o ano. Em média, começa a reproduzir-se aos 27-36 meses de idade e o touro começa a reproduzir-se ativamente, acasalando-se com as fêmeas em cio aos 3-4 anos de idade. Atualmente, vários autores descrevem uma forma única de criação de mithun, conhecida por "Razubo", em que os mithun são criados numa área demarcada, em algumas partes de Nagaland, e a observação do ritual *EsoPipak* pelos Aditibe para o bem-estar dos mithun em Arunachal Pradesh. Este conteúdo trata do método tradicional de criação de mithun em diferentes zonas de criação de mithun, com especial referência ao Nordeste da Índia, onde a população do animal é mais elevada.

Palavras-chave: Mithun, criação tradicional, nordeste da Índia, criação ao ar livre, sal.

Introdução

O mithun é uma espécie bovina domesticada de grande porte, de origem indiana. Também conhecido como "gado da região montanhosa", é um componente integral da agricultura dos estados montanhosos do nordeste. O animal ocupa um lugar importante nos tecidos sociais, culturais e religiosos das comunidades étnicas que residem nas colinas dos estados de Arunachal Pradesh, Manipur, Mizoram e Nagaland, na Índia. Kay *et al.* (2014); Bhattacharyya *et al.(2005)*.

De acordo com o 20th Livestock Census of India, DAHD, Government of India 2019, a população de mithun na Índia é de 3,9 lakh, tendo aumentado 30,0% em relação ao censo anterior.

O mithun tem um corpo compacto e robusto, com uma região dos ombros muito bem desenvolvida, com um peso médio entre 400 e 600 kg. A testa é muito larga e achatada, com um focinho curto, atarracado e cónico, sem curvatura e saliente dos lados da testa. O pescoço é grosso e musculado. A barbela dupla começa no lugar da corcunda.

As patas dianteiras são grossas e desajeitadas, mas as patas traseiras são relativamente mais compridas. A cauda é coberta de pêlos curtos, mas a sua ponta termina com um tufo de pêlos que se estende até ao jarrete, mas não para além das articulações. Os machos adultos são geralmente pretos com meias brancas em todas as patas, para além dos animais normais castanhos-pretos a pretos (Fig.1) Guptaet *al.* (1999).

O animal é de natureza semisselvagem, mas totalmente domesticado e propriedade dos agricultores, sendo criado ao ar livre nas florestas das montanhas. O Mithun alimenta-se de forragens da selva, forragens de árvores, arbustos, ervas e outra vegetação natural. O animal tem um grande desejo de sal comum (Stevenson, 1943), o que pode ser atribuído à deficiência de minerais na sua forragem natural.

O mithun desempenha um papel importante na vida socioeconómica das populações das montanhas. Na maior parte dos locais, são animais de carne e a sua carne é um componente muito importante das festas comunitárias, das cerimónias religiosas e dos festivais. O leite de mithun raramente é extraído. Até à data, a criação/criação de mithun é feita principalmente através de métodos tradicionais. De acordo com o Censo Pecuário da Índia, 2019 (Quadro 1), a população de mithun está a diminuir gradualmente, exceto em Arunachal Pradesh, principalmente devido à diminuição dos terrenos florestais, ao aumento das actividades agrícolas e à expansao das habitaçoes humanas. Além disso (Perumal-Ponraj, 2018) acrescentou alguns factores responsáveis pelo declínio da população de mithun; *viz,* indisponibilidade local de touros reprodutores certificados, aumento das práticas de endogamia e falta de gestão adequada da reprodução e alimentação nas áreas de criação de mithun.

Assim, tendo em conta a importância prática do mithun na vida das tribos que residem nas colinas, a intervenção científica pode ser a necessidade do momento. No entanto, uma boa compreensão dos métodos tradicionais de criação é crucial para implementar medidas eficazes, para preservar a sua população e para melhorar o estatuto socioeconómico e a importância cultural do mithun na população tribal local. Assim, o conteúdo tem como objetivo apresentar os diferentes aspectos da criação tradicional de mithun de uma forma concisa para benefício dos jovens agricultores, criadores, investigadores, técnicos e decisores políticos de mithun.

Quadro 1: População Mithun; 2012 e 2019 dos principais estados da Índia

Sl. Não.	Estados	População	População	Variação em %
		(Em números) 2012	(Em números) 2019	
1	Pradesh do Arunachal	249000	350154	40.62
2	Nagaland	34871	23123	-33.69
3	Manipur	10131	9059	-10.58
4	Mizoram	3287	3957	20.38

Fonte: 20th Livestock Census of India, 2019 (DAHD).

Origem, Distribuição Geográfica e Habitats

O Mithun *(Bosfrontalis'),* uma magnífica espécie bovina semi-domesticada e única, que se crê ter tido origem há mais de 8000 anos e que é considerada descendente do gaur indiano selvagem *(Bosgaurus}* (Simoons, 1984; Mondal e Pal, 1999). Este grande ruminante pertence à família Bovidae, ordem Artiodactyla, classe Mammalia. O Mithunt tem 58 números de cromossomas diplóides e é um híbrido de Gaur selvagem (Bison) e de gado doméstico *Bosindicus* (Gupta *et al.* 1996). Tal como o seu híbrido, apresenta caraterísticas morfométricas como um corpo robusto, semelhante ao do bisonte, e um comportamento amigável como o do Bosindicus domesticado.

Tem diferentes sinónimos: "Gavaya" em sânscrito, "Gayal" em hindi, "Methon" em assamês, "Sandong" em manipuri, "Sial" em mizo, "Soebo" em nyishi, "Seibo" em apatani e "Eso" ou "Sobo" nas línguas adi. O animal encontra-se no Sudeste Asiático, especialmente no Nordeste da Índia (Arunachal Pradesh, Manipur, Nagaland e Mizoram), Jammu e Caxemira, Paquistão, Nepal, Butão, Bangladesh, Malásia, Laos, Tailândia e Vietname. Na China, encontra-se apenas nas bacias dos rios Dulong e Nujiang, na província de Yunnan, e nas regiões de Menyu e Luoyu, na Região Autónoma do Tibete. No entanto, a maior concentração de mithuns do mundo está espalhada pela região nordeste da Índia, sendo Arunachal Pradesh a região com a maior população de mithuns. Os mithuns distribuem-se a uma altitude de 300-3000 metros acima do nível do mar. Preferem um clima fresco e evitam a luz solar intensa. Por esta razão, retiram-se para as partes mais profundas da floresta durante as horas do meio-dia em busca de água, especialmente água salgada de riachos onde saciam a sua sede.

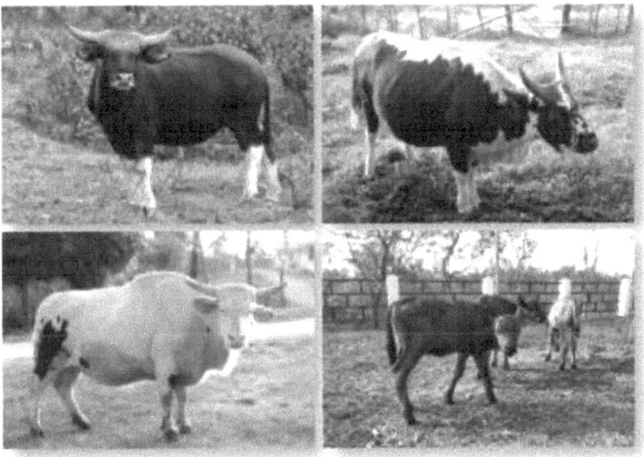

Fig.1.Mithun

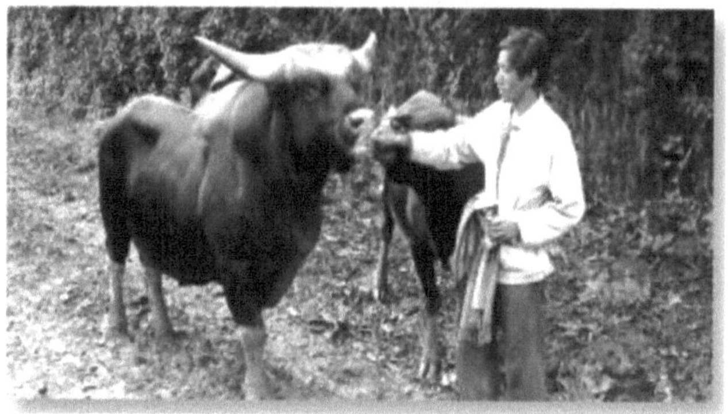

Fig. 2. Sal de uma palmeira do agricultor

[Fig. 1 e Fig. 2. Adotado de Kamniet *al.*, (2020), Publicado por: Diretor, ICAR-NRC em Mithun, Medziphema, Nagaland]

Criação geral/Sistema de criação de Mithun

Os mituns são tradicionalmente criados num ecossistema de floresta ao ar livre. Os animais são soltos na floresta e sobrevivem pastando em arbustos forrageiros naturais, ervas e outra vegetação natural, sem qualquer alojamento ou alimentação suplementar, exceto o fornecimento ocasional de sal de vez em quando (Fig. 2). Durante as estações de cultivo, os mithuns são normalmente confinados em recintos comunitários que são erguidos com postes de madeira ou bambu disponíveis localmente, onde os arbustos de crescimento rápido, as ervas, as folhas de árvores e as fontes de água dentro dos recintos satisfazem as necessidades diárias dos animais durante todo o período do seu confinamento. Os agricultores também praticam o pastoreio rotativo, deslocando os seus animais de uma região para outra das zonas montanhosas. Os Mithun são maioritariamente propriedade de um agricultor/proprietário individual. No entanto, os rebanhos podem ser propriedade de uma família, de um clã ou mesmo de uma aldeia, especialmente na tribo Apatani, em Arunachal Pradesh.

A alimentação é um dos aspectos mais importantes da criação de gado, pois representa 65-80% do custo total de produção. No entanto, todos os agricultores criam

o mithun num sistema de insumos zero. O mithun tem um hábito de pastoreio e alimenta-

se de uma grande variedade de folhas de árvores naturais, arbustos e arbustos presentes

na vegetação natural. O animal prefere navegar e deslocar-se pela floresta em busca de

forragens selectivas. As gramíneas ou forragens geralmente verdes disponíveis na

floresta são *Saccharumspontaneum* (erva de colmo), *Carexcrusiata, Thysoleuna*

maxima (phooljaru), *Seteriapamifolia* (erva aruna), *Monilieracurculiodes,*

Phryniumpubinerve, Dendrocalamushamiltonii (bambu), *Musa paradisiacal, Boemeria*

species, *Clerodendronkolebrokianu, Ficussemicaudata, Spondiaspinnata, Bauhinia*

purpurea (Kanchan) e *Bauhinia verigatea,* de que se alimentam os mithuns. Este

sistema de práticas alimentares é seguido por 99% dos criadores de mithuns, porque é

economicamente viável e não é necessária mão de obra adicional para a recolha de

alimentos e forragens. Para evitar a carência de minerais nestes animais, a prática

comum é lamber o sal. Além deste sistema de alimentação, alguns agricultores, cerca de

um por cento, para além do sistema de pastoreio livre, treinam os seus mithun para se

aproximarem atempadamente da sua casa, fazendo um chamamento sonoro específico

ou tocando uma campainha periodicamente, e oferecem um molho de feno ou erva

juntamente com sal. Estudos revelaram que os mithun têm um comportamento de fome

extra de sal, pelo que todos os agricultores utilizam o sal como fonte para manter um

contacto próximo com os seus mithun. Certas tribos, nomeadamente os Lushai, os

Lekher de Mizoram e os Kuki de Chittagong, permitem que os seus animais pastem

livremente nas florestas próximas das suas aldeias durante o dia e que regressem

voluntariamente à aldeia à noite Parry (1932). Nalgumas zonas, especialmente durante

o verão, os mituns regressam à aldeia para procurar abrigo, sobretudo devido ao

incómodo das moscas, para as quais os membros da tribo ou o proprietário lhes oferecem

lambidelas de sal. Tradicionalmente, o alojamento dos mithuns em recintos fechados não é praticado por nenhuma das tribos, mesmo durante as chuvas. As vacas mithun com crias de leite também pastam à noite na floresta, o que se deve ao facto de necessitarem de mais nutrientes, uma vez que apenas o pastoreio diurno não é suficiente para satisfazer as necessidades do corpo.

Tradicionalmente, a criação de mithun na aldeia de Porba, distrito de Phek, em Nagaland (Índia), tem um sistema único chamado "Razubo" (Vadeoet al. 2018). A palavra "Razubo" significa literalmente "Demarcação de uma área de floresta para o mithun". Neste sistema de criação de mithun, o conceito de bio-cerca foi adotado devido aos conflitos que surgiram entre os animais e os agricultores devido à falta de fiabilidade da cerca tradicional e à escassez de forragem nas áreas de mithun. Nesta prática, os mithun são mantidos em diferentes bolsas demarcadas na floresta comunitária. A área florestal varia em forma e tamanho, caracterizada pela presença de riachos, lagoas e lagos. A vedação (bio-vedação, Fig.3) das áreas demarcadas é feita pelos criadores de mithun utilizando materiais disponíveis localmente como bambu, pedras, rochas, madeira e plantando árvores de cerejeira *(Prunusspp.)* e macieira selvagem. A vedação destas áreas é feita de janeiro a março e a vedação é reparada anualmente, uma vez que estas vedações são frequentemente danificadas devido a intervenções de animais, actividades antropogénicas e desgaste natural e deterioração da madeira e dos bambus utilizados na preparação das vedações. Uma vez terminada a vedação, os animais são conduzidos para o local demarcado. O proprietário do mithun designou homens/rapazes mithun para vigiarem os mithun e os conterem dentro do 'Razubo'. Estes homens/rapazes cortam ramos de árvores forrageiras, reparam pequenos danos na vedação e cuidam de animais doentes ou informam o seu proprietário durante todo o ano. Os mithun men/boys variam entre 4-8, consoante o tamanho do rebanho. Dispõem de um abrigo improvisado na floresta onde podem ficar e controlar os animais. Em troca do seu serviço, são pagos em dinheiro, arroz em casca ou um jovem vitelo mithun. Esta prática tem sido transmitida de geração em geração e tem mantido a relação entre os agricultores e os animais.

Tayoet al. (2013) efectuaram um estudo sobre o sistema de produção e gestão do mitun no distrito de Papum Pare, em Arunachal Pradesh, e observaram que o sistema predominante seguido pelos agricultores de mitun é o "sistema de criação em liberdade". Neste sistema, os mithuns são soltos livremente na selva, exceto em caso de problemas de saúde e de introdução do mithun numa nova área. Em caso de problemas de saúde, o método de amarração é seguido durante alguns dias ou meses até que a saúde do animal se estabilize ou se adapte à nova área introduzida.

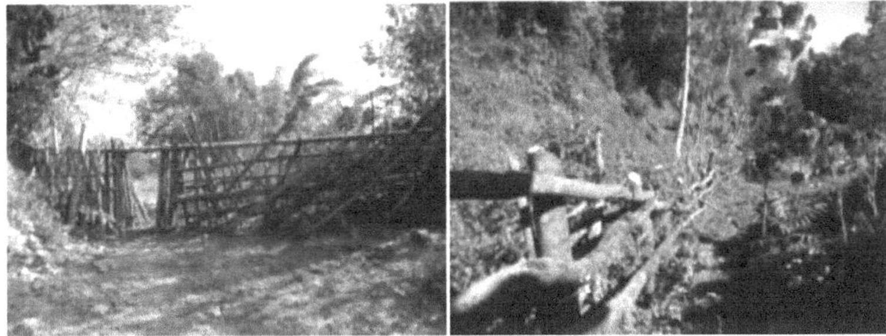

Fig. 3 Biocerca no sistema 'Razubo' de criação de mithun. (Adotado de Vadeo, *et al.,* 2018)

Prática de rituais para o bem-estar de Mithun

Gibji e Nayo, (2015) descreveram práticas rituais únicas para o bem-estar dos seus mithun entre as tribos Adi. Para garantir a sobrevivência, a continuidade e o bem-estar dos mithun, os Adis comemoram ou observam o ritual *"EsoPipak"*. Nesta ocasião auspiciosa, os mithuns fêmeas são procurados na selva, trazidos para a aldeia e mantidos no Hopit. O hopit é um local destinado exclusivamente à atrelagem dos mithuns, onde são plantadas algumas árvores específicas, nomeadamente 'engumtayum' *(Indigoferasuffruticosa)*, 'buri' *(Baccaurearamiflora Lour)* e 'ogok' *(Bauhinea variegate)*. O hopit é devidamente limpo um dia antes do ritual, através da poda das árvores, da plantação de novas plantas e do corte das árvores velhas e de maior porte. No dia do ritual, os mithun são decorados e untados com pasta de arroz e pasta de gengibre. Acredita-se que o aroma e a fragrância do gengibre são apreciados por Deus e, em troca, abençoados com mithun abundantes e prosperidade para a humanidade. Durante os rituais, mantém-se um tabu e uma disciplina rigorosos e, em seguida, o mithun é libertado na selva. Antes de libertar o mithun, o proprietário deita arroz à volta e reza a Deus através de encantamentos.

Identificação de mithun

A identificação do mithun é quase impossível quando o número é grande numa área, na ausência de qualquer método ou processo de identificação. Por conseguinte, para evitar disputas e manter a ordem social entre os criadores, o agricultor de mithun utiliza vários métodos como o entalhe das orelhas, o corte, a marcação ou a utilização de sinos tradicionalmente para ajudar na identificação.

O entalhe da orelha é uma prática generalizada e muito comum adoptada por diferentes tribos em Arunachal Pradesh. É geralmente efectuada com uma faca afiada. O entalhe é efectuado em função do clã para evitar futuros litígios, com um logótipo distintivo ou uma insígnia cortada de forma e tamanho distintos. Este logótipo ou marca de corte de um clã permanece igual para os membros de geração em geração e ninguém o pode alterar. Identificam o seu mithun a partir da marca de corte ou das marcas de perfuração do lóbulo da orelha.

Normalmente, a marcação é efectuada no prazo de uma semana a dois meses após o nascimento de uma cria, se não houver outra razão para adiar ou um tabu na família (Gibji e Nayo, 2015). Os mithun vivem geralmente na floresta e dão à luz as suas crias sem o conhecimento do proprietário. A marcação errada ou intencional de mithun de outro clã leva à imposição de pesadas multas. Para se certificar de que a cria pertence ao seu mithun, o dono deve observar a cria a sugar o leite da mãe mithun antes de a marcar. Após a marcação do bezerro, a família observa um tabu em que nenhum convidado é autorizado a entrar em casa (Gibji e Nayo, 2015). Dunbar (1932) registou quarenta marcas de corte nas orelhas de mithun pertencentes a grupos de tribos Adi. Cada corte é específico e bastante distinto para um clã. No caso da tribo Apatani, essas marcas são específicas da aldeia. Este tipo de corte do entalhe da orelha para identificação específica de uma aldeia também era praticado pelas tribos Lhota e Angami de Nagaland (Gupta *et al.* 1996). Estas marcas de identificação nos lóbulos das orelhas podem ter a forma de fenda, corte ou punção. O entalhe na orelha é tão específico de uma família ou de um clã que o mais pequeno desvio que se assemelhe ao de outra pessoa ou clã pode até custar o animal em caso de disputa. Algumas das tribos Naga (Lakher, Sema e Angami) atam sinos geralmente feitos de madeira ou bambu à volta do pescoço para seguir o rasto dos seus animais. Nos últimos tempos, também se têm visto sinos de metal (Gupta, *et al.* 1999). A maior parte dos donos chama os seus mithun com nomes específicos desde a infância, durante a alimentação com sal, e os mithun reconhecem os seus chamamentos específicos mesmo depois de adultos ou após muitos anos.

Práticas de criação

Em média, começa a reproduzir-se aos 27-36 meses de idade e o touro inicia a reprodução ativa acasalando com fêmeas no cio aos 3-4 anos de idade (*Mondolet al.* 2014). A fêmea adulta apresenta um ciclo de cio repetido a cada 19-24 dias, com um cio silencioso, sem urrar, e com um período de cio permanente que varia entre 4-16 horas. A duração do período de gestação é de 290-320 dias. O período de serviço é de 50-100 dias. A idade da puberdade e a idade do primeiro parto variam de 18-24 meses e 35-40 meses, respetivamente. O período entre partos no Mithun é de 400 dias. A expressão do comportamento estral é silenciosa no mitun, ao contrário dos bovinos, sendo difícil detetar o cio nas fêmeas mitun através de sintomas clínicos.

Tradicionalmente, a criação segue o serviço natural através de acasalamentos aleatórios. A criação de um touro mithun é considerada prestigiosa e um reflexo de riqueza na comunidade agrícola. Os agricultores normalmente não criam o touro reprodutor, vendem ou trocam o bezerro macho pelo bezerro fêmea do ponto de vista económico, com o conceito de que o mithun fêmea parirá depois de atingir a maturidade sexual. Na maior parte das manadas de mithun, o parto tem lugar na área de pastagem e a mãe cuida ela própria da cria recém-nascida devido ao seu grande instinto maternal. Nalguns casos excepcionais, as vacas mithun são levadas para a aldeia pelo proprietário durante 4-5 dias e, depois disso, as crias seguem as suas mães para a floresta, ficando assim expostas às forças naturais desde o seu nascimento. É prática comum entre algumas tribos trazer de volta o mithun grávido pouco antes do parto e enviá-lo de volta para a selva após o parto (Shisodeet *al.* 2009). Noutras práticas, logo após o parto, o bezerro e a mãe ficam parados durante alguns dias. Durante esse período, o bezerro é amarrado num lugar sombrio, fresco e seco, enquanto a mãe é solta para pastar na floresta próxima. A barragem visita frequentemente a sua cria para a amamentar e fica com ela durante o repouso, ao meio-dia e à noite (Heli e Saikia, 1996). Neste sistema de criação, após cerca de uma semana, a cria é libertada juntamente com a barragem, para que possa juntar-se à manada na floresta profunda. A mãe, juntamente com a sua cria, visita frequentemente a casa do seu proprietário a intervalos regulares, pelo menos nos dois meses após o parto. Isto deve-se ao tratamento carinhoso e à oferta de sal por parte do dono. Este hábito ajuda a cria a reconhecer o caminho e a casa do dono. As tribos Nishi prestam mais atenção ao vitelo durante o período inicial da sua vida. Normalmente, aproximam-se do bezerro com sal e deixam-no lamber a palma da mão, chamam-no com palavras doces e até lhe dão um nome.

Os vitelos são desmamados naturalmente aos 20 meses de idade em condições naturais. A castração do vitelo macho nunca é praticada no mithun, exceto no caso do gado que é criado para fins de seca. Os animais castrados tornam-se dóceis e podem ser facilmente atacados por animais selvagens, o que constitui um fator de predisposição e não é adequado para a sobrevivência do mithun na floresta

Se alguém souber acidentalmente do nascimento de uma cria, é tabu não cortar uma árvore ou arrancar uma folha. Se o fizer, a cria pode morrer. Quando a notícia é transmitida ao dono, este recompensa-o com comida e cerveja de arroz em honra do animal.

Animais/Cuidados de saúde

O mithun é mais um animal sagrado para as populações tribais. Embora os mithun sejam mantidos em liberdade nas florestas, são tratados com delicadeza, sendo-lhes dispensados os maiores cuidados e afeto, exceto em alguns casos em que o animal causa grandes danos às culturas ou a bens valiosos. A tribo Nishi de Arunachal Pradesh é conhecida pela sua relação íntima com o seu mithun. Amam os seus mithun como se fossem seus filhos e a cada animal é dado um nome. Nas condições tradicionais de criação em liberdade, os cuidados de saúde são mínimos ou inexistentes.

Tal como outras espécies de bovinos, a mitra criada em sistema semi-intensivo sofre de várias doenças infecciosas como a tuberculose, a para-tuberculose, a brucelose, a febre aftosa, a rinotraqueíte infecciosa bovina e a diarreia viral bovina (Rajkhowaet *al.* 2003), o que tem um efeito tremendamente prejudicial nas práticas rentáveis de criação de mitras. A desparasitação regular, a vacinação e o tratamento de animais doentes são necessários para manter os animais saudáveis. A infestação de sanguessugas é comum nos mithun. Para tratar esta doença, aplica-se uma solução salina comum na cavidade nasal ou a inalação de éter ou a injeção de Ivermectina. Além de outras doenças não infecciosas, como a timpania, a debilidade, a anemia e a hipovitaminose, que são muito frequentes e requerem uma atenção adequada para superar estas doenças, a morte dos mithun pode ocorrer devido à infestação por sanguessugas. No entanto, a terapia local depende da gravidade da doença. Durante o surto de epizootia na época de cultivo, os mithuns são confinados num recinto comunitário. Estes tipos de recintos temporários ou áreas de pastoreio são designados por *Lura* entre o povo Nishi e *Ettor* entre os Aditibes (Dunbar, 1914-15, Roy, 1960; Heli, 1995). A tribo Nishi mantém os seus mithuns doentes em *Lura* durante o período de cultivo (maio a setembro). Estas práticas servem como uma espécie de quarentena para evitar que a doença se propague aos stocks mais saudáveis. Furer-Haimendorf (1954) referiu que *os Ettor* são erguidos na altura de um festival anual conhecido como *AghoAgum*. Durante este festival, além de se proceder à seleção dos novos animais, também se procede à recolha do stock de mithun em *Ettor* (Roy, 1960).

Heli e Saikia (1996) descreveram que, durante o surto de febre aftosa, os animais infectados eram amarrados em áreas pantanosas para evitar a irritação das lesões causadas pelas moscas. Shukla (1959) relatou que os Nishi são tratadores de animais muito competentes. Tratam os animais doentes com medicamentos tradicionais preparados a partir de ervas locais. Os mituns são levados a furos de água especiais uma ou duas vezes por mês, o que é considerado bom para a saúde do animal, e os agricultores costumam amarrar os seus mituns durante qualquer problema de saúde. No entanto, *Tayoet al.* (2013) referem que os mituns são mais susceptíveis a problemas de saúde e doenças no sistema de amarração, para além de ser necessário um cuidado extra e uma mudança repetida da área de pastagem de tempos a tempos.

Aspectos sócio-económicos da criação de Mithun

O mithun é criado principalmente para fins de produção de carne. A carne do mithun é designada por beef. É mais tenra do que a de outras espécies bovinas. A percentagem global de preparação da carcaça do mithun é de 52 a 60 % (Vikramet *al.* 2022), podendo variar consoante a idade; a percentagem máxima de preparação pode ser atingida aos 4-5 anos de idade. Até à data, não existem registos da produção de leite em lactação de mithun criados ao ar livre. O leite produzido é escasso em quantidade, mas com um perfil nutricional elevado. O consumo de leite não é uma prática de rotina. Atualmente, o consumo de leite não é uma prática aceite entre os criadores. O Mithun produz cerca de 1-1,5 kg de leite/dia/animal (Nath e Verma, 2000). Contém 3,4 -17 por cento de gordura, 6,8-22,2 por cento de SNF e 4,4-9,8 por cento de proteína (Relatório anual, 2003-04). O leite de Mithun é também utilizado para a preparação de manteiga e *churpi* (produto tipo queijo) devido ao seu elevado teor de gordura.

Devido a várias razões socioeconómicas e religiosas, a posse do animal é considerada como um sinal de prosperidade e superioridade de um indivíduo na sua sociedade, com base no número de cabeças que possui. Além disso, é também utilizado em diferentes cerimónias culturais, sociais e rituais. A maior parte das tribos do Nordeste da Índia e de Myanmar utilizam-no como animal de sacrifício, sendo frequentemente designado como "boi de sacrifício" da Índia. No Butão, observa-se uma prática tradicional antiga, que consiste em trocar um touro mithun por vários bovinos Siri, porcos ou outros animais de valor. Os Naga e algumas outras tribos utilizam-nos como uma espécie de "moeda" em troca de bens e objectos comerciais. A troca de mithuns vivos é uma prática comum entre as tribos de Arunachal Pradesh e Nagaland. A indicação do estatuto social no clã é expressa com base no número de mithuns recebidos pelo lado da noiva. De acordo com Mills (1922), o nascimento dos mithuns é celebrado de forma semelhante ao nascimento dos seres humanos no grupo Naga. Mills (1937) referiu que, geralmente, um mithun macho é sacrificado na cerimónia da morte para agradar à alma que partiu, entre os Rengma-Nagas. Heli (1996) observou que, em todas as regiões que guardam o mithun, este é considerado o sacrifício ideal para qualquer tipo de festa de méritos. A carne do mithun sacrificado é distribuída pela aldeia. Em todas estas celebrações e considerações sociais, a carne do mithun é considerada a fonte de alimentação mais importante. A qualidade da pele do mithun é superior à da pele do gado tradicional (Das *et al.* 2011). A espécie é também fundamental para a manutenção da agricultura de montanha, que é a base da segurança alimentar e nutricional da população tribal local (Doijiet *al.* 2021). Acredita-se que o mithun é uma dádiva de 'PedongNane' (divindade tradicionalmente adorada pelos Adis) e que qualquer reivindicação ilegal traria má sorte e infortúnio às famílias que o roubassem. O roubo de mithun é um tabu social. Por isso, é sempre proibido reclamar o mithun dos outros.

O mithun é considerado como uma testemunha da verdade em assuntos disputados e utilizado como meio de prova da verdade e da justiça. Por vezes, quando as pessoas cometem erros involuntários ou acidentais, é aplicada uma coima com um mithun entre os membros da tribo Adi. Os mithuns são o centro de atração e de entretenimento das pessoas em qualquer reunião ou festa. São o bem mais caro e valorizado do povo e são aceites como meio de troca normal em grupos intra ou inter-tribais.

Referência

Relatório anual 2003-2004, Relatório anual do centro nacional de investigação sobre o mithun para o ano 2003-2004.

Bhattacharyya, H.K., Islam, R. and Bujarbaruah, K.M. (2005) Mithun: a unique large ruminant of northeastern India. Livest Int., 9:22-3.

Das, K. C., Haque, N. Baruah, K.K., Rajkhowa, C e Mondal, M. (2011). Utilização comparativa de nutrientes, crescimento e perfil enzimático ruminal de bovinos Mithun *(Bosfrontalis)* e Tho-tho *(Bosindicus}* alimentados com ração à base de folhas de árvores. Tropical Animal Health and Production 2010 Online First DOI: 10.1007/s11250-010-9676-1.

Dorji, T., Wangdi, J., Shaoliang, Y., Chettri, N. e Wangchuk, K. (2021) Mithun *(Bosfrontalisy.* as espécies bovinas negligenciadas e o seu significado para as comunidades étnicas nos Himalaias Orientais - Uma revisão AnimBiosci Vol. 00, No. 00:1-12.

https://doi.org/10.5713/ab.21.0020 pISSN 2765-0189 eISSN 2765-0235.

Dunbar, G.D.S.(1914-15) Tribes of Brahmaputra valley. Journal of Royal Society of Arts, 63:290-99.

Dunbar, G.D.S. (1932). Frontiers. Nicholson and Watson, Londres, 320pp.

Furar-Heimendorf, C.V. (1954) Crenças religiosas e práticas rituais dos MinyongAbors de Assam, Índia.Anthropos, 49:588-604.

Gibji, N. e Nayo, A. (2015) Importância socioeconómica de Mithun *(Bosfrontalis)* entre as tribos Adi de Arunachal Pradesh, Índia. Jornal de ciência e cultura. (81):200-205.

Gupta, N., Gupta, S.C., Verma, N.D., Pundir, R.K., Joshi, B.K., Nivsarkar, A.E. e Sahai, R. (1996).Mithun- uma importante espécie bovina de origem indiana. Animal Genetic Resource Information (FAO) 18:43-50.

Gupta, S.C., Gupta, N. e Nivsarkar, A. E. (1999). Mithun: A bovine of Indian origin.(1st

Ed.) Indian Council of Agriculture Research, Pusa, New Delhi.

Heli, T. (1995) Mithun-The pride of Arunacal Pradesh.Arunachal review. Pp. 6-17.

Heli, T. e Saikia, S. (1996) Mithun- The Pride of Arunachal Pradesh. Indian Farming 57(5):33-5.

Kamni, P., Biam, J. K., Chamuah, H., Lalzampuia, L., Sunitibala, Devi, Vivek Joshi, Vikram, R., Khan, M.H., Hanah,S.S. e &Haque,N. (2020). Publicado por: Diretor, ICAR- NRC em Mithun, Medziphema, Nagaland.

Kay, T.M., Saw, B., Lat, L.H., Soe, S.W. e Khin, K.L. (014) Prevalência e factores de risco associados à criptosporidiose em Mithun, bovinos e búfalos no município de Matupi, estado de Chin do Sul. Actas, Reunião Anual da Myanmar Veterinary Asso - ciation, 27-28 de dezembro: Mandalay, Myanmar.

Recenseamento do efetivo pecuário da Índia (20th), (2019). Department of Animal Husbandry & Dairying do Ministério das Pescas, da Pecuária e dos Produtos Lácteos, Governo da Índia.

Mills, J.P. (1922) TheLothaNagas, Maclmillan, Londres, 255 pp.

Mills, J.P. (1937) TheRengmaNagas, Maclmillan, Londres, 381 pp.

Mondol, M., Baruah, K.K. e Rajkhowa, C. (2014) Mithun: Um animal de orgulho.Livestock Research for Rural Development.26(1).

Mondal, S.K. e Pal, D.T. (1999) Mithun: Historical Perspective. Asian Agri-Hist, 3: 245260 p.

Nath, N.C. e Verma N.D. (2000) Biochemical evolution of mithun milk for human consumption, Indian Veterinary Journal 77; 418-423.

PerumalPonraj (2018) Reproduction in the Female Mithun.DOI: 10.5772/intechopen.81037.

Rajkhowa S., Rajkhowa, C e Bajrbauah K.M. (2003) Diseases of mithun *(Bosfrontalis)* a revised Veterinary Bulletin 73; IR-6R.

Roy, S. (1960) Aspects of Padam-Miyong culture - North-Eastern Frontier Agency, Shillong, 315 pp.

Shisode,M.G., Khanvilkar, A.V., Kulkarni, M.D., Samant, S.R., Yadav, G.B. e Bawaskar, M.S. (2009) Mithun : The Pride animal of North-eastern hilly region of India. Veterinary World.2(12):480-481.

Shukla, B.K. (1959) The Daflas of the Subansiri region. North-East Frontier Agency, 139 pp.

Simoons, F.J. (1984) Gayal ou Mithun, em Evolution of domesticated animals, pp 34. Editor: Mason. I L. Longman, Londres, Reino Unido.

Stevenson, H.N.C. (1943). The Economics of the Central Chin Tribes, The Times of India Press Bombay, 200 pp.

Tayo, T., Heli, T., Atul, B. e Gama,N. (2013) Sistema de produção e gestão de Mithun no distrito de Papum Pare de Arunachal Pradesh. J KrishiVigyan, 2(1) : 36-40.

Vadeo, A.D., Hiese,N. e Hiese, Z. (2018) Estudo sobre o método tradicional de criação de Mithun *(Bosfrontalis')* e aplicação de bio-esgrima em faixas de Mithun em Porba, distrito de Phek, Nagaland. Res J. Chem. Environ. Sci. Vol 6 [1]: 54-58.

Vikram, R., Lalchamliani e Girish, P.S. (2022) Role of Mithun meat in achieving nutritional security in the North-eastern hilly region. Compêndio: IMSACON-XI: Conferência da associação indiana de ciência da carne e simpósio internacional. 1416 de dezembro de 2022, Hyderabad, 157-162 pp.

Capítulo III

SISTEMAS TRADICIONAIS DE CRIAÇÃO DE SUÍNOS

Nome dos autores: Sanjib Borah[1] , Simson Soren[1] e Latika Kalita[2]

Endereço: 1Lakhimpur College of Veterinary Science, Universidade Agrícola de Assam, North Lakhimpur-787 051. Departamento de Matemática, Kamrup Polytecnic, Baihata Chariali, Assam-781 381.

Autor correspondente: sanjibborah@aau.ac.in

Resumo:

Todos os grupos étnicos do nordeste da Índia têm as suas próprias práticas indígenas e específicas de criação de gado, que têm um valor cultural associado para melhorar os meios de subsistência e os agregados familiares. Para conhecer o sistema tradicional de criação de suínos, o estatuto socioeconómico e a contribuição das mulheres para a criação de suínos em quintal em zonas adjacentes de Arunachal Pradesh e Assam, foi realizado um estudo através de um inquérito preliminar aos inquiridos ativamente envolvidos na criação de suínos. Foram recolhidas amostras de sangue e de alimentos tradicionais oferecidos aos suínos para avaliar o seu estado de saúde através de análises laboratoriais. O inquérito revelou que as mulheres casadas (40,9%) de meia-idade (26-35 anos) com educação formal optaram pela criação de porcos através de práticas de gestão tradicionais com poucos factores de produção para fins de engorda (49,04%). O sistema de gestão seguido foi o sistema de recolha (47,05%). Os resíduos de rações domésticas, os restos da produção local de cerveja de arroz e o farelo de arroz eram os alimentos mais comuns oferecidos aos porcos. Os principais constrangimentos ao envolvimento das mulheres na criação de suínos foram a falta de capital (37,43%), seguida do elevado custo dos medicamentos e da ração comercial (28,94%) e da preocupação com as tarefas domésticas (17,67%). A idade média à puberdade (16,55±0,11 meses), o ganho de peso médio (2,31±0,01 kg por mês), o tamanho da ninhada ao nascimento (10,57±0,13) e o tamanho da ninhada ao desmame (5,76±0,14) eram fracos em comparação com as caraterísticas normais dos suínos da raça. O exame do volume de células compactadas, da concentração de hemoglobina, dos volumes corpusculares médios, dos glóbulos vermelhos e dos glóbulos brancos totais revelou um intervalo inferior ao normal. Verificou-se que 70% das agricultoras conseguiam gerar um nível médio de rendimento anual (40-50 mil), seguidas de 19,5% com um nível elevado de rendimento (>50 mil). O resultado do presente estudo revelou que a combinação de competências técnicas melhoradas com a criação tradicional de suínos existente na área de estudo tem uma perspetiva de elevação socioeconómica através da duplicação do rendimento do agricultor.

Palavras-chave: Arunachal Pradesh, Assam, Agricultura, Alimentação, Porco, Mulheres, Tradicional

Introdução

O gado é parte integrante da região do Nordeste em toda a sua tapeçaria étnica. No entanto, a preferência pela criação de gado varia consoante as comunidades da região, por exemplo, o Mithun *(Bos frontalis)* é considerado um animal sagrado na vida socioeconómica das tribos Adi de Arunachal Pradesh. Além disso, nalgumas tribos desta região da Índia, um homem costumava ser considerado tão engenhoso quanto a qualidade e a quantidade de gado que possuía na sua vida. Os meios de subsistência da maioria da população das zonas limítrofes de Assam e Arunachal Pradesh caracterizam-se por um sistema agrícola misto de subsistência e com poucos factores de produção. O gado é uma componente importante do sistema agrícola misto e a dependência do gado como fonte alternativa de rendimento é significativa. Assam e outros estados do nordeste da Índia têm uma aceitação muito maior da carne de porco do que as outras partes do país. Os pormenores da estimativa da produção de carne de suíno e do seu consumo em Assam e nos Estados do nordeste da Índia são apresentados no quadro 1. Por conseguinte, a região oferece amplas possibilidades de desenvolvimento da suinicultura. A produção de suínos nesta região é uma empresa de pequena escala que serve vários objectivos de subsistência, incluindo a geração de rendimentos, a acumulação de capital e o fornecimento de uma fonte de carne de baixo custo. Embora a contribuição da suinicultura para os meios de subsistência seja pequena, a sua contribuição é fundamental para o bem-estar do agregado familiar. A maioria da população é constituída por tribos financeiramente atrasadas que preferem a criação de porcos como principal fonte de rendimento.

Entre os estados do NE, Assam possui 15,89% da população total de suínos do país, enquanto Arunachal Pradesh possui 356345 (19th Livestock census, 2012). Entre as diferentes áreas adjacentes de Assam e Arunachal Pradesh, os distritos de Dhemaji e Lakhimpur têm uma população de suínos comparativamente mais elevada (131243 e 118913) e são criados principalmente através de práticas de gestão tradicionais com poucos factores de produção e com recursos alimentares disponíveis localmente, em que as mulheres da família estão maioritariamente envolvidas (Política estatal de criação de suínos, 2018). Os rendimentos da suinicultura cobrem as despesas domésticas e agrícolas essenciais e proporcionam independência financeira às mulheres da família (relatório ASRLMS, 2012).

Existem poucos relatórios disponíveis sobre o envolvimento das mulheres na criação de suínos em quintal nas zonas adjacentes de Assam e Arunachal Pradesh. É necessário analisar as informações supramencionadas para incentivar a participação das mulheres na produção animal e duplicar o rendimento agrícola, em especial na

suinicultura, na área de estudo. Por conseguinte, o estudo foi realizado para conhecer as

caraterísticas socioeconómicas das mulheres que participam na criação de suínos, para

conhecer o sistema tradicional de gestão e criação seguido na criação de suínos, para

conhecer a disponibilidade de alimentos para suínos disponíveis localmente, para

identificar os constrangimentos enfrentados pelas mulheres na criação de suínos e, por

último, para conhecer o rendimento anual obtido com a criação de suínos.

Carne de porco			
Pormenores da estimativa da produção de carne de suíno em 2009-10 (em milhares de toneladas)		Estimativa do consumo de carne de suíno nos estados do NE em 2009-10 (em milhares de toneladas)	
States	Pork production	States	Pork consumption
Arunachal Pradesh	3	Arunachal Pradesh	1439.32
Assam	13	Assam	18789.35
Manipur	7	Manipur	1481.41
Meghalaya	10	Meghalaya	4075.93
Mizoram	5	Mizoram	3995.30
Nagaland	3	Nagaland	5843.80
Sikkim	0.31	Sikkim	562.15
Tripura	8	Tripura	3580.09
NE total	77.31	Ne total	39767.35
India total	391	India total	57843.07
% of N.E	19.77	% of N.E	68.75
Source : Mahajan, S., Papang, J. S., & Datta, K. K. (2015). Meat consumption in north-east India: Pattern, opportunities and implications. *Journal of Animal Research*, 5(1), 37.			

Quadro 1: Estimativa da produção e do consumo de carne de suíno nos Estados do Nordeste da Índia

Materiais e métodos

Como já foi referido, os distritos de Dhemaji e Lakhimpur têm uma população de suínos mais elevada do que as zonas limítrofes de Assam e Arunachal Pradesh, pelo que a área de estudo se limita apenas a estes dois distritos de Assam. As mulheres que se dedicavam ativamente à criação de suínos foram escolhidas aleatoriamente como inquiridas para o estudo. Os inquiridos foram entrevistados sobre vários parâmetros identificados através de um programa de entrevistas para avaliar a situação e o êxito da criação de suínos em quintais e a geração de rendimentos provenientes da criação de suínos num ano. Para o efeito, foi selecionado um total de quinhentos e setenta e sete membros dos inquiridos, que foram entrevistados através de um questionário normalizado.

Além disso, foram recolhidas amostras dos alimentos disponíveis para os suínos para análise dos princípios proximais, nomeadamente, matéria seca (MS), proteína bruta (PC), fibra bruta (FC), extrato etéreo (EE), extrato isento de azoto (NFE), cinzas totais (TA) e teor energético, de acordo com os procedimentos laboratoriais normalizados, para conhecer o estado nutricional dos suínos. Os dados obtidos foram analisados estatisticamente (Snedecor e Cochran, 1980).

Foram colhidas aleatoriamente amostras de sangue de 200 suínos da área de estudo para exame hematológico dos parâmetros, *nomeadamente o* volume celular compactado (PCV) e a concentração de hemoglobina (Hb), de acordo com os procedimentos descritos (Dacie *et al.* 2001). Os volumes corpusculares médios (VCM) foram calculados a partir dos valores de RBC, Hb e PCV, tal como descrito anteriormente (Jain N.C. 1986). As contagens de glóbulos vermelhos (RBC) e de glóbulos brancos totais (WBC), bem como a contagem diferencial de WBC, foram determinadas utilizando o hemocitómetro de Neubauer após diluição adequada.

Resultados e discussão

Caraterísticas socioeconómicas dos inquiridos

Relativamente à idade dos inquiridos, foi revelado que o envolvimento do grupo etário dos 26-35 anos era mais elevado (36,04%) na suinicultura de quintal, seguido do grupo dos 36-45 anos (23,22%). Observou-se que a maioria (40,9%) das mulheres envolvidas na criação de porcos era casada, seguida de viúva (30,32%). No entanto, verificou-se que 57,70% dos inquiridos têm mais de 20 anos de experiência em suinicultura. Observou-se também que a maioria dos inquiridos escolhe a criação de suínos para engorda (49,04%) em vez de para reprodução (27,38%) e consumo doméstico (23,57%) (Tabela 2). Simon *et al.* (2016) relataram o envolvimento de 56,7% de mulheres de meia-idade (21-40 anos) casadas (67,8%) na criação de gado, onde seus principais motivos de criação também eram para fins comerciais.

Variables		Frequency	Percentage
Age group (yrs)			
Upto 25		122	21.14
26-35		208	36.04
36-45		134	23.22
46 & above		113	19.58
Marital status			
Single		166	28.76
Married		236	40.9
Widow		175	30.32
Years of experience			
1-10		112	19.41
11-20		132	22.87
21-30		253	43.84
>30		80	13.86
Reason for keeping			
Consumption		136	23.57
Commercial	Fattening	283	49.04
	Breeding	158	27.38

Quadro 2. Caraterísticas socioeconómicas das mulheres participantes na criação de suínos

Sistema de gestão tradicional seguido na criação de suínos:

A análise dos registos obtidos dos inquiridos revelou uma percentagem mais elevada (44,07% e 50,94%) de criação através do sistema de recolha seguido do sistema semi-intensivo (23,73% e 28,3%) nos distritos de Lakhimpur e Dhemaji, respetivamente (figura 1). Dois

Cem porcos criados em sistema de gestão semi-intensivo foram selecionados em cada

um dos distritos (Lakhimpur e Dhemaji) para o presente estudo. O sistema semi-

intensivo requer menos investimentos de capital, mas as necessidades de mão de obra,

a incidência de doenças e a manifestação de parasitas são elevadas neste sistema. Por

conseguinte, a preferência das mulheres agricultoras pelo sistema de criação de animais

de limpeza torna-se inevitável devido ao seu baixo custo e à redução da mão de obra

diária. Além disso, este sistema permite uma maior engorda dos porcos do que o sistema

semi-intensivo. O sistema intensivo de criação exige elevados investimentos de capital

em termos de desenvolvimento de infra-estruturas, alimentação, serviços veterinários,

mão de obra e equipamento, higiene e saneamento. Por conseguinte, este sistema de

criação revelou uma baixa percentagem (13,55% e 5,66%) nos distritos de Lakhimpur

e Dhemaji, respetivamente. No entanto, o sistema de criação de suínos por amarras

também foi muito baixo nos distritos de Lakhimpur e Dhemaji (18,64% e 15,09%). (Fig.

2,3,4 & 5)

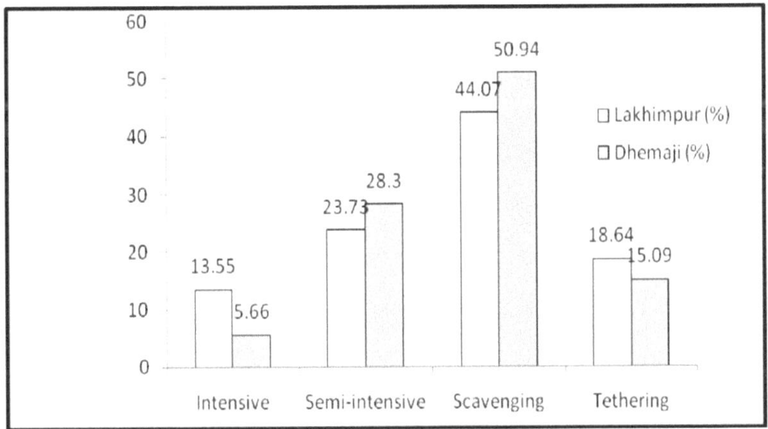

Fig.1 Sistema de gestão/criação de suínos seguido na área de estudo

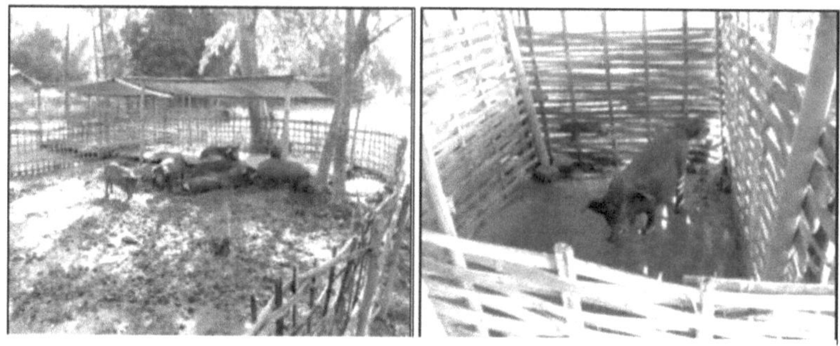

Fig. 2 Sistema semi-intensivo de criação de suínos com telheiro e área aberta
Fig. 3 Sistema de criação semi-intensiva de suínos sem teto e sem área aberta

Disponibilidade de alimentos tradicionais para animais e respetivo teor de nutrientes

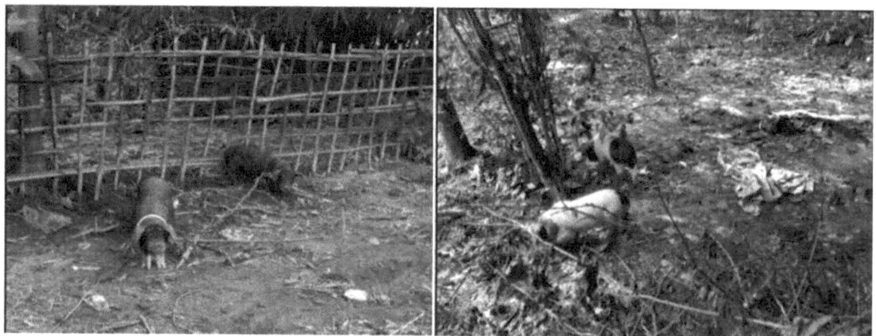

Fig. 4 Porco criado pelo sistema de tetharing
Fig. 5 Porco criado em sistema de recolha

A disponibilidade e o teor de nutrientes dos alimentos tradicionais para suínos nos distritos de Lakhimpur e Dhemaji foram calculados (quadro 3) com base na disponibilidade dos alimentos à porta dos agricultores. Observou-se que a sêmea de arroz, o arroz quebrado, o arroz cozido, os resíduos de cozinha, os resíduos de arroz fermentado e a colocásia eram os ingredientes mais comuns dos alimentos dados aos porcos de diferentes idades. A utilização de farinha de peixe é ocasional. O teor de nutrientes de um determinado ingrediente alimentar recolhido junto de diferentes inquiridos apresenta poucas variações. Os principais ingredientes das rações tradicionais dadas aos porcos na área de estudo eram os resíduos de cozinha e a preparação tradicional de cerveja de arroz, juntamente com o farelo de arroz.

Ingredient	Chemical composition (%) (Mean±SE)						
	DM	CP	CF	EE	NFE	TA	Organic matter
Rice bran	89.83±0.18	8.78±0.17	5.46±0.20	1.57±0.08	63.22±0.46	20.95±0.34	79.32±0.44
Broken rice	90.02±0.29	7.19±0.16	0.57±0.02	0.58±0.02	86.10±0.34	5.53±0.24	94.46±0.24
Cooked rice	33.88±0.58	8.69±0.19	0.57±0.02	0.55±0.02	84.60±0.23	5.56±0.12	94.42±0.12
Fermented rice waste	29.38±0.38	14.92±0.28	7.64±0.30	5.62±0.17	66.77±0.28	5.03±0.26	94.96±0.26
Kitchen waste	14.28±0.44	12.6±0.80	2.67±0.38	3.97±0.39	74.48±0.84	6.25±0.45	93.74±0.45
Fish Meal	88.82±0.47	41±0.54	3.62±0.41	7.07±0.21	8.35±0.62	39.92±0.50	60.07±0.50
Colocasia	15.50±0.56	22.5±0.6	7.01±0.51	3.86±0.45	48.68±0.93	18.0±1.12	82.25±1.67

Quadro 3. Composição aproximada das amostras de alimentos para animais recolhidas junto dos agricultores

Constrangimentos enfrentados pelas mulheres na suinicultura

Os resultados (Tabela 4) mostraram que o maior constrangimento ao envolvimento das mulheres na criação de porcos foi o capital inadequado (37,43%), seguido do custo elevado da medicação e da ração comercial (28,94%), e das pré-ocupações com as tarefas domésticas (17,67%). Os constrangimentos à produção animal, tais como a falta de capital e o acesso ao crédito institucional, comparando o uso do tempo, as fracas competências técnicas e a falta de acesso a serviços de extensão melhorados afectam mais as mulheres do que os homens, o que pode limitar ainda mais a participação das mulheres na produção animal (Yisehak *et al.* 2008). Simon *et al.* (2016) também relataram que os principais constrangimentos ao envolvimento das mulheres na produção pecuária foram considerados mais elevados para o capital inadequado (18,2%).

Restrições	Frequência	Percentagem
Capital inadequado	216	37.43
Domínio dos cônjuges	92	15.94
Preocupação com tarefas domésticas	102	17.67
Custos elevados dos medicamentos	167	28.94

Tabela 4. Constrangimentos enfrentados pelas mulheres na suinicultura

Desempenho produtivo e reprodutivo dos suínos

A análise dos dados obtidos dos inquiridos com base no seu desempenho em termos de crescimento e reprodução (Quadro 5) revelou que a idade média da puberdade, o aumento de peso, o intervalo entre cios pós-parto, o tamanho da ninhada à nascença e o tamanho da ninhada ao desmame eram de $16,55 \pm 0,11$ meses, $2,31 \pm 0,01$ kg por mês, $2,31 \pm 0,05$ meses, $10,57 \pm 0,13$ animais e $5,76 \pm 0,14$ animais, respetivamente. Verificou-se que a idade da puberdade nos suínos do distrito de Dhemaji era mais longa ($p < 0,05$), enquanto o ganho de peso era significativamente menor ($p < 0,05$) em comparação com os suínos do distrito de Lakhimpur. No entanto, o intervalo entre cios pós-parto foi mais curto ($p<0,05$) nos suínos do distrito de Dhemaji. O tamanho da ninhada ao nascimento e ao desmame é semelhante em ambos os distritos.

Parameters	Lakhimpur	Dhemaji
Age at puberty (Month)	16.27 ± 0.11^a	16.92 ± 0.13^b
Post-partum estrus interval (Month)	2.34 ± 0.06^a	2.09 ± 0.04^b
Litter size at birth (Number)	10.43 ± 0.08^a	10.75 ± 0.26^a
Age at weaning (Months)	3.34 ± 0.06^a	3.38 ± 0.06^a
Litter size at weaning (Number)	5.75 ± 0.11^a	5.78 ± 0.19^a
Body weight gain (Kg/Month)	2.48 ± 0.007^a	2.09 ± 0.01^b

Tabela 5. Desempenhos produtivos e reprodutivos dos suínos na área de estudo

Exame hematológico dos suínos criados em sistema de maneio tradicional:

O exame hematológico, *nomeadamente* Hb, PCV, MCV, RBC, WBC, Neutrófilos, Eosinófilos, Basófilos, Linfócitos e Monócitos, revelou um nível marginal dos valores normais do porco (Quadro 6).

Hemoglobin (g/dL)	PCV (%)	MCV (fl)	WBC (10^3/ µl)	RBC (10^6/ µl)	Neutrophils (%)	Eosinophils (%)	Basophils (%)	Lymphocytes (%)	Monocytes (%)
10.8 ± 0.34	31.81 ± 0.74	58.6 ± 1.47	11.63 ± 0.39	7.01 ± 0.87	33.21 ± 0.39	4.44 ± 0.29	0.51 ± 0.07	57.54 ± 0.50	5.52 ± 0.15

Quadro 6: Parâmetros hematológicos dos suínos criados no sistema de maneio tradicional

Rendimento anual obtido com a criação de suínos

O estudo revelou que os inquiridos da área do estudo tinham um rendimento médio de apenas duas mil rupias por mês com a suinicultura tradicional de quintal. Entre as agricultoras, 70% das inquiridas conseguiam gerar um nível médio de rendimento com a sua unidade de criação de porcos, seguidas de 19,5% que conseguiam ganhar a um nível mais elevado e as restantes 10,50% conseguiam gerar um nível baixo de rendimento com a sua unidade de criação de porcos de quintal (Quadro 7). Os resultados anteriores revelaram um rendimento anual mais baixo (Seth P. 2012; Shyam *et al.* 2013) e uma percentagem mais elevada no distrito de Kamrup, em Assam (Seth P. 2012), em comparação com os resultados actuais. No entanto, o envolvimento das mulheres na criação de porcos de quintal não foi considerado em relatórios anteriores (Payeng *et al.* 2011).

Nível de rendimento (Rs)	Frequência	Percentagem
Nível elevado (>50.000)	112.5	19.5
Nível médio (>40.000-50.000)	403.9	70
Nível baixo (>40.000)	60.58	10.5

Quadro 7. Nível de rendimento anual da suinicultura

Alteração da população de suínos: De acordo com os dados do recenseamento, verifica-se uma alteração da população de suínos autóctones e de suínos de raça cruzada/exótica na Índia. A maioria da população de suínos na Índia é de raças autóctones (76%), embora a população de suínos cruzados e exóticos tenha aumentado 12,7% entre 2003 e 2012. As tendências mostram que a maior parte da população de suínos é constituída por suínos autóctones e que o nível da população se manteve quase estável desde o recenseamento de 1992. No entanto, os porcos de raça cruzada eram 14% em 1992 e atingiram 23,86% em 2012. As principais raças de suínos e a variedade de suínos criados no Nordeste da Índia são apresentadas no quadro 8. No entanto, os porcos cruzados criados no Nordeste da Índia incluem o cruzamento Hampshire, o Yorkshire branco grande especificamente para Mizoram e Tripura, o cruzamento triplo com Duroc como reprodutor terminal e o cruzamento preto grande.

N.º de Sl.	Nome da raça	Área de residência
1.	Ghoongroo	Bengala Ocidental
2.	Zovawk	Mizoram
3.	Niang Megha	Meghalaya
4.	Tenyi Vo	Nagaland
7.	Perdição	Assam
8.	Rani	O ICAR-NCR desenvolveu uma variedade de suínos cruzados, cruzando Hampshire (raça exótica) com Ghungroo (raça autóctone)
9.	Asha	Foi desenvolvida pelo ICAR-NCR uma variedade de suínos cruzados com 25% de Ghungroo, 25% de Hampshire e 50% de Duroc.

Quadro 8: Principais raças de suínos e variedade de suínos criados no Nordeste da Índia

Estratégias para o aumento da produção/produtividade de suínos:

A produção eficiente e rentável de suínos depende de vários factores. Ao compreender os conceitos de nutrição, genética, saúde do efetivo, gestão e ambiente, a produção de suínos pode ser melhorada. Estes factores interagem entre si, e o seu resultado total decide o nível de produção e de rentabilidade. Os agricultores escolheram principalmente a nutrição, a reprodução, o maneio e a saúde como áreas de foco para o melhoramento nas explorações e implementaram com sucesso algumas estratégias para alcançar a mudança. A saúde animal pode ser melhorada através de medidas preventivas, de um tratamento ótimo das doenças e de sistemas inovadores de gestão das áreas exteriores. Os dados do quadro 3 mostram a composição química (%) de vários ingredientes dos alimentos dados aos suínos. Observou-se que a sêmea de arroz, o arroz partido, o arroz cozinhado, os resíduos de cozinha, os resíduos de arroz fermentado e a colocásia foram os ingredientes mais comuns dos alimentos dados aos porcos de diferentes idades. Mas a utilização de farinha de peixe na área de interesse é muito rara e contém uma quantidade elevada de proteínas (cerca de 41% de PC).

As estratégias importantes para melhorar a produção de suínos, tal como identificadas pelos inquiridos, incluem: criação de raças de suínos de elevada eficiência, subsídios para a alimentação, alojamento e equipamento dos suínos, regime especial de crédito para os suinicultores, esclarecimento do público sobre o valor nutricional dos suínos, utilização de técnicas de criação superiores, nutrição equilibrada e melhores práticas de gestão, disponibilização de serviços veterinários a preços acessíveis, introdução da inseminação artificial, aplicação de tecnologias para melhorar a produção de suínos. Outras estratégias incluem a criação de um mercado funcional para os suínos e os seus produtos, bem como a disponibilização de meios de transporte, serviços de extensão para os suinicultores e o reforço da prioridade das instituições financeiras (empréstimos bancários) para os suinicultores.

Os dados do Quadro 2 mostram as caraterísticas socioeconómicas das mulheres que participam na criação de suínos e os resultados revelaram que todas as estratégias investigadas pelo estudo irão melhorar a produção de suínos. Observou-se que a maioria das mulheres envolvidas na criação de suínos era casada, seguida de viúva, e que geralmente preferiam o sistema de criação de animais de necrópole devido ao seu baixo custo e à redução do trabalho diário. O sistema de recolha permite uma maior engorda dos porcos do que o sistema semi-intensivo. O sistema intensivo de criação exige elevados investimentos de capital. No entanto, verificou-se que 57,70% dos inquiridos têm mais de 20 anos de experiência em suinicultura. Também se observou que a maioria dos inquiridos escolhe a suinicultura para engorda (49,04%) em vez de para reprodução (27,38%) e consumo doméstico (23,57%).

Subsídios e empréstimos para a criação de suínos na Índia

Os regimes e subsídios para a produção de suínos são os seguintes

i. **EDEG (Desenvolvimento do espírito empresarial e criação de emprego):** O regime EDEG destina-se ao desenvolvimento de suínos. Trata-se de um regime governamental destinado a incentivar a criação de suínos na Índia.

ii. **Missão Pecuária Nacional para a criação de suínos, aves de capoeira, búfalos e coelhos.**

Pig Development' scheme under the national Mission for Protein Supplements (NMPS) in States during 2012-13. (fonte: http://rkvy.nic.in/static/download%5Cpdf%5CNMPS_Pig.pdf)

Conclusão

O envolvimento e a contribuição das mulheres na criação tradicional de suínos nos distritos de Lakhimpur e Dhemaji foram imensos, apesar de existirem muitos condicionalismos e estrangulamentos. O acesso fácil a facilidades de crédito por parte das instituições financeiras e a melhoria das competências técnicas no domínio da suinicultura podem duplicar o rendimento anual das mulheres criadoras de suínos. A suinicultura de quintal pode funcionar como uma forma de empoderamento das mulheres nas zonas rurais e melhorar o estatuto socioeconómico das suinicultoras.

Referências

1. 19th Livestock census, Ministério da Agricultura, Department of Animal Husbandry, Dairying and Fisheries, Krishi Bahwan, Nova Deli, Índia, (2012), 25.

2. State pig breeding policy Assam 2018, Animal Husbandry and Veterinary Department, Govt. of Assam, (2018), 2-3.

3. Tanko NM, Contribution of Rural Women to Agricultural Planning and Economics of Developments in Nigeria, *Winrock International for Agricultural Development,* (1994) 5-6.

4. Quisumbing A, Gender Differences in Agricultural Productivity: A Survey of Empirical Evidence, Discussion Paper Series No.36, Washington D.C: Education and Social Policy Department, World Bank, (1994).

5. Rahman SA, Gender Differential in Labour Contribution and Productivity in Farm Production Empirical Evidence from Kaduna State of Nigeria, In: *Conferência Nacional sobre a Família* 1 -5^{stth} março, 2004, (New Theatre Complex. Benue State University, Makurdi, Nigéria).

6. Relatório ASRLMS, Um estudo sobre os factores contributivos e limitativos relacionados com a criação de suínos como fonte de rendimento em Assam, (2012) 1-19.

7. Dacie, J. V., Lewis, S. M. (2001): Practical Haematology 9th ed. Churchill Livingstone, Londres, pp. 633.

8. Jain, N.C. (1986). Schalm's Veterinary Haematology (4ª ed.), Lea and Febiger, Philadelphia, EUA.

9. Simon E, Philip DOA, Haruna V, Jabil IY, Pewan SB e Haruna IM, Análise da participação das mulheres na produção pecuária na área governamental local de Mangu do estado do planalto, Nigéria, *International Journal of Science and Applied Research,* **1** (2016) 25049070.

10. Yisehak K, Gender Responsibility in Small Holder Mixed-Crop Livestock Production System of Jimma Zone, South West Ethiopia, *Livestock Research for Rural Development*, 20 (2008).

11. Ayoade JA, Ibrahim HI e Ibrahim HY, Analysis of Women involvement in livestock production in Lafia of Nasarawa State, Nigéria, *Livestock Research for Rural Development*, **21**(12) (2009).

12. Seth P, *Difusão e adoção da inovação suína "T&D"*. (Tese de doutoramento da Universidade Deemed, Instituto Indiano de Investigação Veterinária, Izzatnagar, Índia), 2012.

13. Shyam J e Borgohain A, Motivational factors related to piggery farming in Kamrup district of Assam, *Indian Journal of Animal Production and Management*, **29**(1-2) (2013) 69-73.

14. Payeng S, *Economics ofpig farming in organized and unorganized systems in Kamrup district of Assam*, (M.V.Sc. Thesis, Assam Agricultural University, Guwahati, Assam), 2011.

Índice

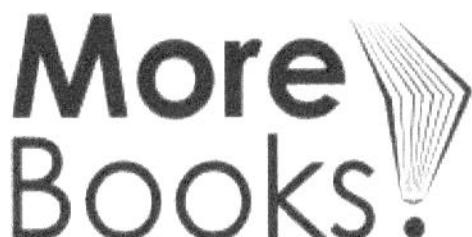

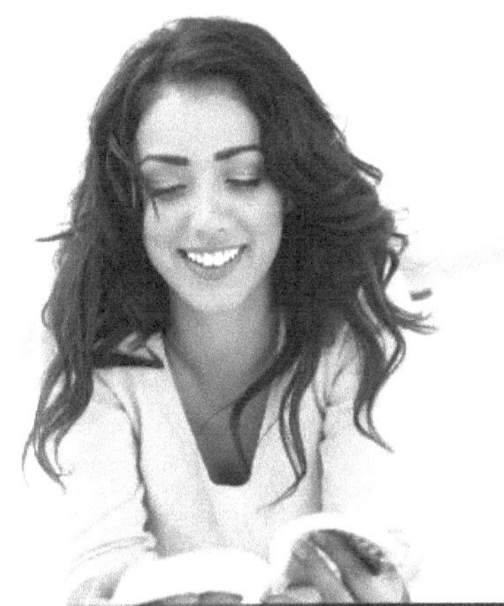

I want morebooks!

Buy your books fast and straightforward online - at one of world's fastest growing online book stores! Environmentally sound due to Print-on-Demand technologies.

Buy your books online at
www.morebooks.shop

Compre os seus livros mais rápido e diretamente na internet, em uma das livrarias on-line com o maior crescimento no mundo! Produção que protege o meio ambiente através das tecnologias de impressão sob demanda.

Compre os seus livros on-line em
www.morebooks.shop

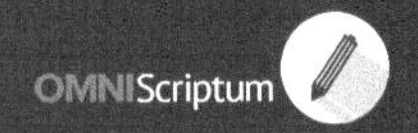

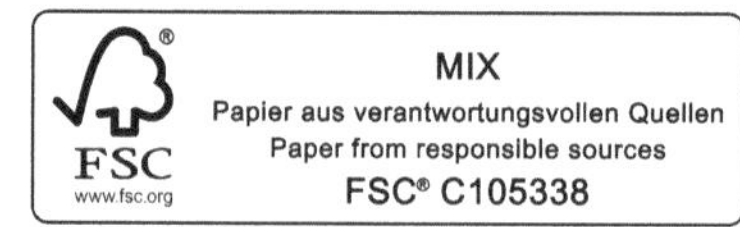

Printed by Books on Demand GmbH, Norderstedt / Germany